MW00510827

DER ULTIMATIVE LEITFADEN ZUR KETO-DIÄT FÜR ANFÄNGER 2021/22

Das Kochbuch mit der neuen Version der ketogenen Diät, die vom Frühstück bis zum Dessert überarbeitet wurde. Abnehmen war noch nie so einfach. Reaktivieren Sie Ihren Stoffwechsel und geben Sie Ihrem Körper und Ihrem Geist Energie und Kraft.

Gianni Stefanelli

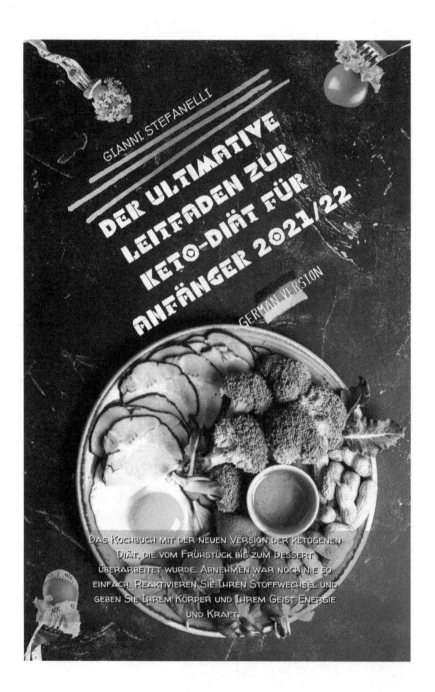

GIANNI STEFANELLI

DER ULTIMATIVE LEITFADEN ZUR KETO-DIÄT FÜR ANFÄNGER 2021/22

GERMAN VERSION

DAS KOCHBUCH MIT DER NEUEN VERSION DER KETOGENEN DIÄT, DIE VOM FRÜHSTÜCK BIS ZUM DESSERT ÜBERARBEITET WURDE. ABNEHMEN WAR NOCH NIE SO EINFACH. REAKTIVIEREN SIE IHREN STOFFWECHSEL UND GEBEN SIE IHREM KÖRPER UND IHREM GEIST ENERGIE UND KRAFT

Inhaltsverzeichnis

Copyright 2021 -Gianni Stefanelli- alle rechte vorbehalten

Der in diesem Buch enthaltene Inhalt darf ohne direkte schriftliche Genehmigung des Autors oder des Verlags nicht reproduziert, vervielfältigt oder übertragen werden. Unter keinen Umständen kann der Herausgeber oder der Autor für Schäden, Wiedergutmachung oder finanzielle Verluste aufgrund der in diesem Buch enthaltenen Informationen verantwortlich gemacht werden, weder direkt noch indirekt.

Rechtlicher Hinweis:
Dieses Buch ist durch Copyright geschützt. Dieses Buch ist nur für den persönlichen Gebrauch bestimmt. Der Inhalt dieses Buches darf nicht ohne Zustimmung des Autors oder des Verlags verändert, verbreitet, verkauft, verwendet, zitiert oder paraphrasiert werden.

Hinweis zum Disclaimer:
Die in diesem Dokument enthaltenen Informationen sind ausschließlich für Ausbildungs- und Unterhaltungszwecke bestimmt. Es wurden alle Anstrengungen unternommen, um genaue, aktuelle und zuverlässige, vollständige Informationen zu präsentieren. Keine Garantien jeglicher Art werden hiermit abgegeben oder impliziert. Der Leser nimmt zur Kenntnis, dass der Autor keine rechtliche, finanzielle, medizinische oder professionelle Beratung vornimmt. Der Inhalt dieses Buches wurde aus verschiedenen Quellen entnommen. Bitte konsultieren Sie einen lizenzierten Fachmann, bevor Sie die in diesem Buch beschriebenen Techniken ausprobieren.

Durch das Lesen dieses Dokuments erklärt sich der Leser damit einverstanden, dass der Autor unter keinen Umständen für direkte oder indirekte Verluste verantwortlich ist, die durch die Verwendung der in diesem Dokument enthaltenen Informationen entstehen, einschließlich, aber nicht beschränkt auf - Fehler, Auslassungen oder Ungenauigkeiten.

☆ **55% RABATT für BookStore NOW bei 30,95 USD anstelle von 41,95 USD!** ☆

The Keto Diet in a new version revised and

improved to make you quickly reach all your goals

for weight loss but above all to achieve an

excellent level of physical and mental well-being.

Kaufen Sie JETZT und lassen Sie Ihre Kunden von diesem erstaunlichen Buch abhängig werden!

Einführungen

Die ketogene Diät ist eine Diät, die Kohlenhydrate drastisch reduziert und gleichzeitig Proteine und insbesondere Fette erhöht.
Der Hauptzweck dieses Ungleichgewichts in den Anteilen der Makronährstoffe in der Ernährung besteht darin, den Körper zu zwingen, Fette als Energiequelle zu verwenden.

In Gegenwart von Kohlenhydraten nutzen tatsächlich alle Zellen ihre Energie, um ihre Aktivitäten auszuführen. Wenn diese jedoch auf ein ausreichend niedriges Niveau reduziert werden, beginnen sie, Fette zu verwenden, mit Ausnahme von Nervenzellen, die dazu nicht in der Lage sind. Ein Prozess namens Ketose wird dann eingeleitet, weil er zur Bildung von Molekülen führt, die als Ketonkörper bezeichnet werden und diesmal vom Gehirn verwendet werden können.
Typischerweise wird die Ketose nach ein paar Tagen mit einer täglichen Menge an Kohlenhydraten von etwa 20 bis 50 Gramm erreicht, aber diese Mengen können individuell variieren.

Ketose ist eine toxische Erkrankung für den Körper, die die Entsorgung von Ketonkörpern über den Nierenweg ermöglicht.

Anders ist der pathologische Zustand der metabolischen Azidose, beispielsweise bei einer Komplikation des Typ-1-Diabetes, bei der es zur Ansammlung von Ketonkörpern kommt, die dem Atem den charakteristischen Geruch von Aceton verleihen.

Bei Kindern kann Ketose bei hohem Fieber oder starkem emotionalem Stress auftreten.

Diese Art der Ernährung hat einen großen Einfluss auf den Organismus, so dass sie ursprünglich als Diät entwickelt wurde, die empfohlen wird, um epileptische Anfälle bei Patienten zu reduzieren, die nicht auf Medikamente ansprachen, insbesondere bei Kindern.

Heutzutage hängt der Erfolg der ketogenen Diät hauptsächlich von ihrer Wirksamkeit bei der Gewichtsreduzierung ab, aber es ist wichtig zu betonen, dass es nicht einfach ist, diesem Regime zu folgen.

Tatsächlich reicht es aus, auch nur ein wenig in Bezug auf Kohlenhydrate "abzuweichen", um den Körper zu veranlassen, die Ketose zu blockieren und seine bevorzugte Energiequelle wieder zu nutzen: Zucker. Diejenigen, die diese Diät befolgt haben - die normalerweise für kurze Zeiträume von einigen Wochen vorgeschlagen wird - sagen, dass sie große Energie haben, sobald sie den Zustand der Ketose erreicht haben.

In diesem neuen Keto-Diät-Leitfaden finden Sie eine Reihe von Rezepten, mit denen Sie die Keto-Diät auf einfachste Weise anwenden können. Wählen Sie eines der vielen Rezepte, die Sie vom Frühstück bis zum Dessert finden, und stellen Sie Ihre eigene tägliche Ernährung zusammen ...

Gesunde Ernährung, um körperlich und geistig in Form zu bleiben.

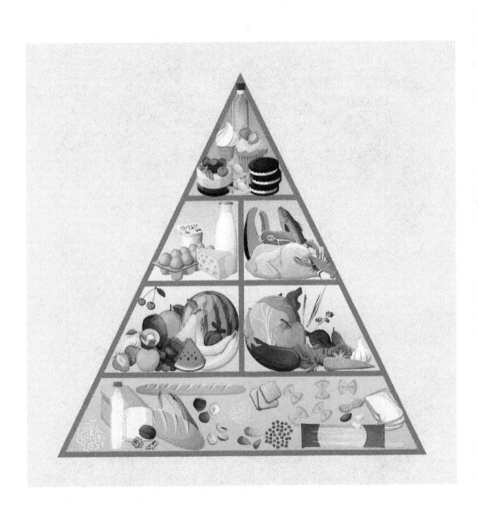

FRÜHSTÜCK

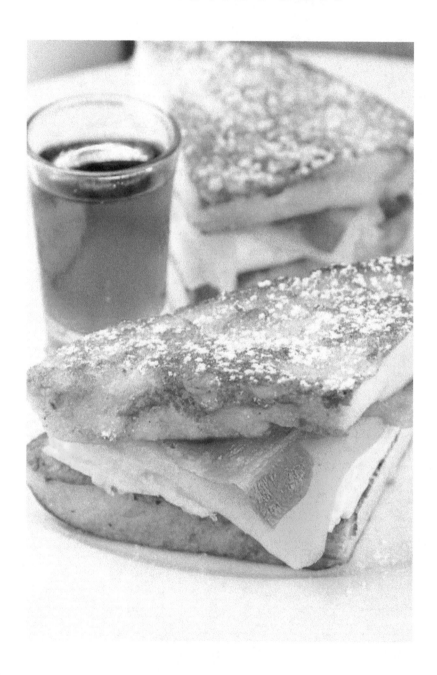

Roter Pfeffer, Mozzarella und Speck Frittata

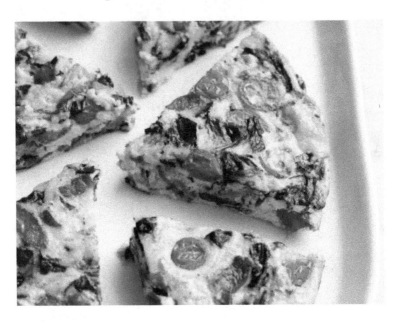

Vorbereitungszeit: 30 MIN
Servieren: 6

ZUTATEN:
1 EL Olivenöl
7 Scheiben Speck
1 rote Paprika, gehackt
¼ Tasse Sahne
¼ Tasse Parmesan, gerieben
9 Eier
Salz und Pfeffer
2 EL Petersilie, gehackt

4 Tassen Bella Pilze, groß
½ Tasse Basilikum, gehackt
4 Unzen Mozzarella-Käse, gewürfelt
2 Unzen Ziegenkäse, gehackt

BESCHREIBUNG:

Stellen Sie den Ofen auf 350 F.
1 EL Olivenöl in einer beschichteten Pfanne erhitzen,
dann den Speck hinzufügen und 5 Minuten
goldbraun kochen.
Fügen Sie roten Pfeffer hinzu und kochen Sie für 2
Minuten, bis weich.
Während der Pfeffer kocht, Sahne, Parmesan, Eier,
Petersilie, Salz und Pfeffer in eine Schüssel geben und
verquirlen.
Pilze in den Topf geben, umrühren und 5 Minuten
kochen lassen, bis sie in Fett eingeweicht sind.
Basilikum hinzufügen, 1 Minute kochen lassen, dann
Mozzarella hinzufügen.
Fügen Sie die Eimischung hinzu und bewegen Sie die
Zutaten mit einem Löffel so, dass das Ei auf den
Boden der Pfanne gelangt.
Mit Ziegenkäse belegen und 8 Minuten in den Ofen
stellen, dann 6 Minuten braten.
Mit einem Messer die Frittata-Ränder aus der Pfanne
hebeln, auf einen Teller legen und in Scheiben
schneiden.

Nährwert:
**Kalorien 410, Gesamtfette 33 g, Netto-
Kohlenhydrate 3 g, Protein 20 g,** *Faser 1 g*

Chicharrones Huevos
Schweinerinde

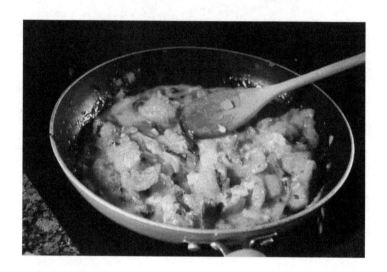

Vorbereitungszeit: 35 MIN
Servieren: 4

ZUTATEN:

4 Scheiben Speck
1,5 Unzen Schwarten
1 Avocado, gewürfelt
¼ Tasse Zwiebel, gehackt
1 Tomate, gehackt
2 Jalapenopfeffer, Samen entfernt und gehackt
5 Eier
¼ Tasse Koriander

Salz und Pfeffer

BESCHREIBUNG:

Die Pfanne bei mittlerer Hitze und braunem Speck leicht knusprig erhitzen. Aus dem Topf nehmen und auf Papiertücher legen.
Fügen Sie Schwarten zusammen mit Zwiebeln, Tomaten, Pfeffer und 3 Minuten in den Topf, bis die Zwiebeln weich und klar sind.
Koriander hinzufügen, vorsichtig umrühren und Eier hinzufügen. Rühreier und füge dann Avocado hinzu und falte.
Dienen.

Nährwert:
Kalorien 508, Gesamtfette 43 g, Netto-Kohlenhydrate 12 g, Protein 5 g, Ballaststoffe: 5,3 g

Himbeer-Kakao-
Frühstücksschale

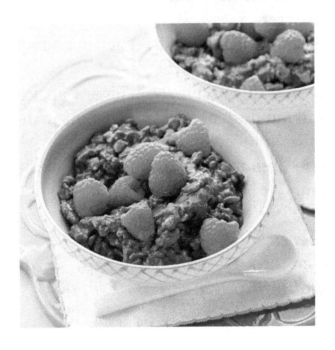

Vorbereitungszeit: 40 MIN
Servieren: 1

ZUTATEN:

1 Tasse Mandelmilch
1 EL Kakaopulver
3 EL Chiasamen
¼ Tasse Himbeere
1 TL Agave

BESCHREIBUNG:

In einer kleinen Plastikschüssel Mandelmilch und Kakaopulver vermischen.
Gut umrühren.
Die Chiasamen in die Schüssel geben und 5 Minuten ruhen lassen.
Die Chia-Kakao-Mischung mit einer Gabel schütteln und dann mindestens 30 Minuten lang in den Kühlschrank stellen, um sie zu kühlen.
Mit Himbeeren und einem Spritzer Agave darüber servieren.

Nährwert:
Kalorien 240, Gesamtfette 25 g,
*Nettokohlenhydrate: 5 g*Protein 18 g

Nussiges Kakaomüsli

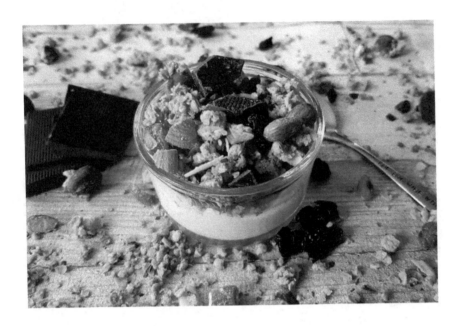

Vorbereitungszeit: 12 MIN
Servieren: 2

ZUTATEN:

3 TL Bio-Butter
¾ Tasse geröstete Walnüsse, grob gehackt
¾ Tasse geröstete Macadamianüsse, grob gehackt
½ Tasse Kokosnussschnitzel, ungesüßt
½ EL Stevia optional
2 Tassen Mandelmilch
1/8 TL Salz

BESCHREIBUNG:

Die Butter in einem Topf bei mittlerer Hitze
schmelzen. Die gerösteten Nüsse in den Topf geben
und 2 Minuten rühren.
Fügen Sie die zerkleinerte Kokosnuss in den Topf und
rühren Sie weiter, um sicherzustellen, dass die
Zutaten nicht verbrannt werden.
Bei Verwendung mit Stevia beträufeln und dann die
Milch in den Topf geben.
Füge Salz hinzu.
Nochmals umrühren und die Heizung ausschalten.
15 Minuten ruhen lassen, damit die Zutaten vor dem
Servieren in der Milch einweichen können.

Nährwert:
Kalorien 515, Gesamtfette 50 g,
Nettokohlenhydrate: 14,4 g
Protein 6,5 g Faser: 7,3 g

Eier-Muffin-Tassen

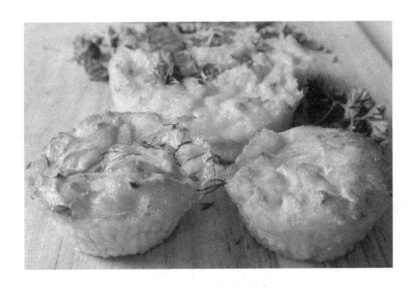

Vorbereitungszeit: 30 min
Serviert 6

ZUTATEN:

6 Eier
1/2 Tasse geschnittener Spinat
6 Scheiben rasierter nitratfreier Truthahn
Leichter Mozzarella-Käse
2 Esslöffel rote Zwiebel
3 Esslöffel roter Pfeffer
Frisches Pfeffer
Salz
Olivenöl Spray

Frisches Basilikum optional

BESCHREIBUNG:

Heizen Sie Ihren Backofen auf 350 Grad vor.
Schneiden Sie Ihren Spinat in Scheiben, reiben Sie
Ihren Mozzarella-Käse und bereiten Sie Ihre rote
Zwiebel und den roten Pfeffer zu.
Holen Sie sich eine Antihaft-Muffinform und sprühen
Sie sie mit Olivenöl ein.
Legen Sie den Truthahn in eine der Muffinformen.
Stellen Sie sicher, dass es sowohl an den Seiten als
auch am Boden Ihrer Dose ruht.
Knacken Sie ein Ei und gießen Sie es in Ihre neu
hergestellte Putenschale.
Wiederholen Sie dies mit jedem Ei in einer eigenen
Tasse.
Fügen Sie etwas Spinat, roten Pfeffer, Käse und rote
Zwiebeln auf jedes Ei.
Würzen Sie jedes Ei mit Salz und frischem Pfeffer.
Sie können auch Basilikum hinzufügen, wenn Sie es
verwenden.
Stellen Sie Ihre Dose in den Ofen und backen Sie
weiter, bis Ihre Eier fertig sind und ihr Weiß eine
undurchsichtige Farbe hat.
Es sollte ungefähr 10 Minuten dauern, um ein
flüssigeres Eigelb zu erhalten, und ungefähr 15
Minuten, wenn Sie ein härteres Eigelb wünschen.

Beachten Sie, dass jedes Ei-Muffin nach dem Verlassen des Ofens noch kurze Zeit weiter kocht.

Nährwert:
1 Eier-Muffin-Tasse. 9 g Protein. 6 g, *2 g* *Kohlenhydrate, 95 Kalorien.*

Frittierte Eier

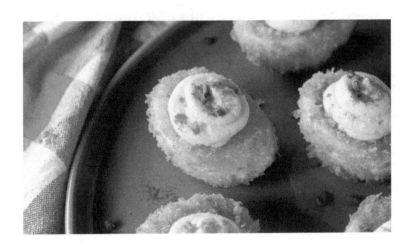

Vorbereitungszeit: 30 min
1 Portion

ZUTATEN:

2 Eier
3 Scheiben Speck

BESCHREIBUNG:

Erhitzen Sie das Öl in Ihrer Fritteuse auf ca. 375
Grad.
Kochen Sie Ihren Speck.
Knacken Sie Eier in Ihre Vorbereitungsschüssel.

Schieben Sie das Ei in die Mitte Ihrer Friteuse. Lass
keine Eier hinein; versuchen zu
Schieben Sie die Eier in die Nähe der Oberfläche.
Bringen Sie Ihr Ei mit zwei verschiedenen Spateln zu
einer Kugel zusammen.
Etwa 5 Minuten braten oder bis das Sprudeln
aufhört.
Auf Papiertüchern abtropfen lassen.

Nährwert:
27 g Protein. 24 g Fett. 1 Gramm
Kohlenhydrate. *321 Kalorien.*

Anaheim Pfeffer Gruyere Waffeln

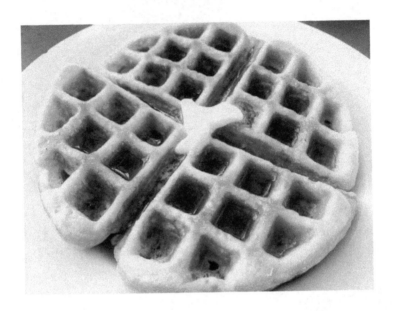

Vorbereitungszeit: 20 MIN
Servieren: 2

ZUTATEN:

1 kleiner Anaheim Pfeffer
3 Eier
1/4 Tasse Frischkäse
1/4 Tasse Gruyere-Käse
1 EL Kokosmehl
1 TL Metamucil-Pulver
1 TL Backpulver

Salz und Pfeffer nach Geschmack

BESCHREIBUNG:

Mischen Sie in einem Mixer oder Mixer alle Zutaten außer dem Käse und dem Anaheim-Pfeffer.
Sobald die Zutaten gut vermischt sind, fügen Sie Käse und Pfeffer hinzu. Gut mischen, bis alle Zutaten gut vermischt sind.
Erhitze dein Waffeleisen; Gießen Sie die Waffelmischung auf und kochen Sie sie 5-6 Minuten. Heiß servieren.

Nährwert:
Kalorien 223 Gesamtfette 17g,
Nettokohlenhydrate: 5,50 g Protein 11 g

Frühstücksquiche

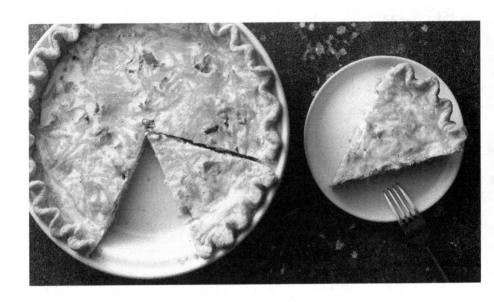

Vorbereitungszeit: 30 MIN
Servieren: 2

ZUTATEN:

3 EL Kokosöl
5 Eier
8 Scheiben Speck, gekocht und gehackt
½ Tasse Sahne
2 Tassen Babyspinat, grob gehackt
1 Tasse roter Pfeffer, gehackt
1 Tasse gelbe Zwiebel, gehackt
2 Knoblauchzehen, gehackt

1 Tasse Pilze, gehackt
1 Tasse Cheddar-Käse, geriebenes Salz

BESCHREIBUNG:

Ofen auf 375 F vorheizen.
Mischen Sie in einer großen Schüssel alles Gemüse,
einschließlich der Pilze.
In einer anderen kleinen Schüssel die fünf Eier mit
der Sahne verquirlen
Die Gemüsemischung vorsichtig in eine mit
Kochspray überzogene Muffinform schöpfen, mit Ei
und Käse bedecken und bis zu ¾ der Muffinformen
füllen. Mit gehacktem Speck bestreuen.
15 bis 20 Minuten backen oder bis die Oberseite der
Quiche fest ist.
Vor dem Servieren einige Minuten abkühlen lassen.

Nährwert:
Kalorien 210 / Gesamtfette 13 g /
Nettokohlenhydrate: 5 g / Protein 6 g

Käse- und Wurstkuchen

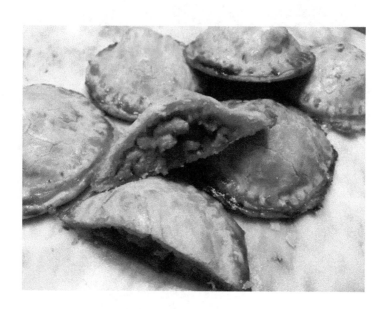

Vorbereitungszeit: 35 MIN
Servieren: 3

ZUTATEN:
1 ½ Stück Hühnerwurst
½ TL Rosmarin
¼ TL Backpulver
¼ Tasse Kokosmehl
¼ TL Cayennepfeffer
1/8 TL Salz
5 Eigelb
2 TL Zitronensaft
¼ Tasse Kokosöl

2 EL Kokosmilch

¾ Cheddar-Käse, gerieben

BESCHREIBUNG:

Stellen Sie den Ofen auf 380 F.
Wurst hacken, Pfanne erhitzen und Wurst kochen.
Während die Würste kochen, kombinieren Sie alle
trockenen Zutaten in einer Schüssel.
Kombinieren Sie in einer anderen Schüssel Eigelb,
Zitronensaft, Öl und Kokosmilch.
Fügen Sie Flüssigkeiten zur trockenen Mischung
hinzu und fügen Sie ½ Tasse des Käses hinzu; Zum
Kombinieren falten und in zwei Auflaufförmchen
geben.
Fügen Sie dem Teig gekochte Würste hinzu und
drücken Sie die Mischung mit einem Löffel hinein.
25 Minuten backen, bis sie goldbraun sind. Top mit
Käse übrig und 5 Minuten braten.

Nährwert:
Kalorien 711 / Gesamtfette 65. 3 g /
Nettokohlenhydrate: 5,8 g Protein 34,3 g /
Ballaststoffe: 11,5 g

Zimt-Protein-Pfannkuchen

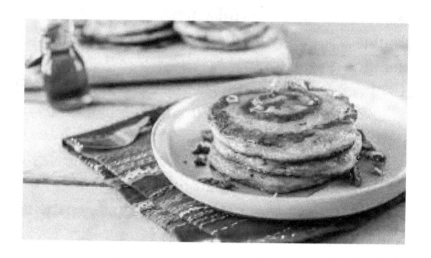

Portionen: 4
Vorbereitungszeit: 15 Minuten

ZUTATEN:

1 Tasse Kokosmilch in Dosen
¼ Tasse Kokosöl
8 große Eier
40 g Eiweißproteinpulver
1 Teelöffel Vanilleextrakt
½ Teelöffel gemahlener Zimt
Prise gemahlene Muskatnuss
Flüssiger Stevia-Extrakt nach Geschmack

BESCHREIBUNG:

Kokosmilch, Kokosöl und Eier in einer Küchenmaschine vermischen.
Einige Minuten verarbeiten und die restlichen Zutaten glatt rühren.
Erhitzen Sie eine Antihaft-Pfanne bei mittlerer Hitze.
Gießen Sie den Teig mit einem Löffel ein und verwenden Sie für jeden Pfannkuchen etwa ¼ Tasse.
Kochen, bis sich Blasen auf der Oberfläche des Teigs bilden, dann vorsichtig umdrehen.
Lassen Sie den Pfannkuchen kochen, bis der Boden braun ist.
Auf ein Tablett geben und mit dem restlichen Teig wiederholen.

Nährwert:
430 Kalorien, 40 g Fett, 20 g Protein, 6 g Kohlenhydrate, 1,5 g Ballaststoffe, 4 g Nettokohlenhydrate

Nussiger Kürbis-Smoothie

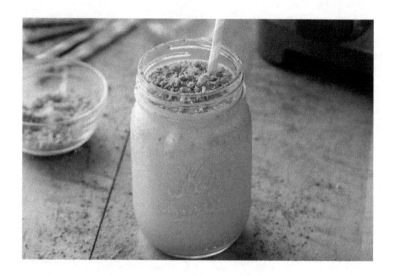

Vorbereitungszeit: 5 Minuten
Portionen: 2

ZUTATEN:

1 Tasse ungesüßte Cashewmilch
½ Tasse Kürbispüree
¼ Tasse Sahne
1 Esslöffel rohe Mandeln
¼ Teelöffel Kürbiskuchengewürz
Flüssiger Stevia-Extrakt nach Geschmack

BESCHREIBUNG:

Alle Zutaten in einem Mixer vermischen.
Mischen Sie alle Zutaten einige Minuten lang, bis Sie
eine glatte, homogene Mischung erhalten.
In ein großes Glas gießen und sofort genießen.

Nährwert:
200 Kalorien, 18 g Fett, 4 g Protein, 15 g
Kohlenhydrate, 4 g Ballaststoffe, 8 g
Nettokohlenhydrate

MITTAGESSEN

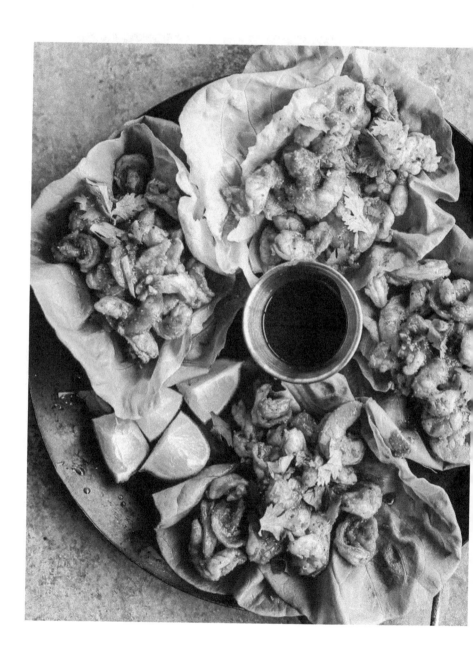

Zitronenthymian Huhn

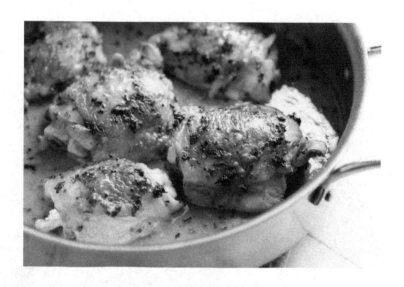

Vorbereitungszeit: 20 Minuten
Portionen: 2

ZUTATEN:

10-15 Knoblauchzehen
2 Zitronenscheiben
½ Teelöffel gemahlener Pfeffer
1 Teelöffel Thymian
3 ½ Pfund ganzes Huhn

BESCHREIBUNG:

Ordnen Sie die Zitrone und den Knoblauch auf der Basis eines Slow Cookers.

Mischen Sie die Gewürze zusammen und verwenden Sie sie, um das Huhn zu würzen.

Legen Sie das Huhn in den Slow Cooker.

Abdecken und ca. 2 Stunden köcheln lassen.

Das Huhn herausnehmen, 15 Minuten stehen lassen und servieren.

Nährwert:
Kalorien: 120 / Fett: 8 g / Protein: 12 gKohlenhydrate: 1 Gramm

Schweinefleischcurry mit Kokosnuss und Kurkuma

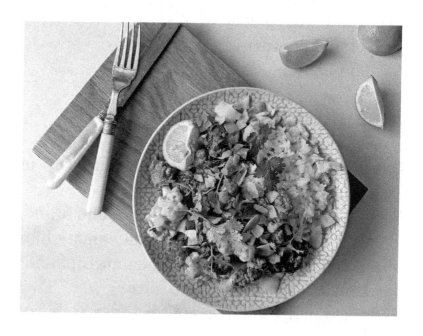

Vorbereitungszeit: 10 Minuten
Portionen: 4

ZUTATEN:

1 Pfund gewürfelte Schweineschulter
1 Esslöffel Kokosöl
1 Esslöffel Olivenöl
1 gewürfelte gelbe Zwiebel
2 gehackte Knoblauchzehen

2 Esslöffel Tomatenmark
1 Dose Kokosmilch, 12 Unzen
1 Tasse Wasser
½ Tasse Weißwein
1 Teelöffel Kurkuma
1 Teelöffel Currypulver
½ Teelöffel Paprika
Salz und Pfeffer

BESCHREIBUNG:

Das Olivenöl erhitzen und die Knoblauchzehe und die
Zwiebeln 3 Minuten lang anbraten.
Fügen Sie das Schweinefleisch hinzu und bräunen Sie
es an und fügen Sie dann die Tomatenmark hinzu.
Mischen Sie die restlichen Zutaten im Topf und fügen
Sie dann das Schweinefleisch hinzu.
Abdecken und 3 Stunden auf niedriger Stufe kochen
lassen.
In Teller teilen und servieren.

Nährwert:
Kalorien: 425 / Fett: 31 g / Protein: 30 g
Kohlenhydrate: 7 g

Würziger Thunfischsalat auf Rucola und Spinat

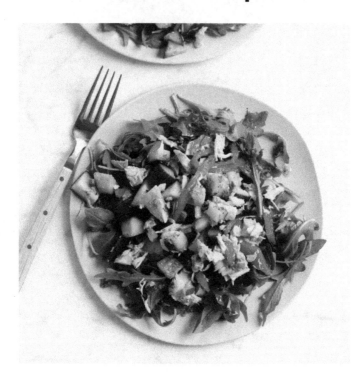

Vorbereitungszeit: 10 Minuten
Portionen: 4

ZUTATEN:

1 Ib. Gegrilltes Thunfischsteak, zerkleinert
¼ Tasse Olivenöl
¼ Tasse Reisessig

1 Esslöffel Sriracha oder Cayennepfeffersauce passen
die Menge an
persönlicher Geschmack
2 Tassen Rucola, zerrissen
3 Tassen frischer Spinat, zerrissen
1 Tasse rote Zwiebel, in Scheiben geschnitten

BESCHREIBUNG:

Kombinieren Sie in einer Schüssel das Olivenöl, den
Reisessig und die Sriracha- oder
Cayennepfeffersauce.
Schneebesen, bis alles gut vermischt ist.
Legen Sie den Thunfisch in eine Schüssel und gießen
Sie das Dressing in den Thunfisch.
Abdecken und zwei Stunden im Kühlschrank lagern.
Rucola, Spinat und Zwiebel mischen.
Werfen, um zu mischen.
Legen Sie die Salatmischung in eine große Schüssel
oder einzelne Servierteller.
Mit dem marinierten gegrillten Thunfisch belegen
und auf Wunsch die zusätzliche Marinade als
Dressing verwenden.

Nährwert:
Kalorien: 280 / Fett: 12 g / Protein: 35 g
Kohlenhydrate: 4,2 g

Rippchen

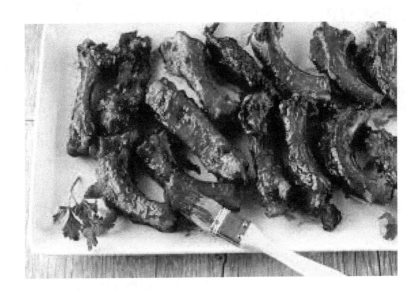

Vorbereitungszeit: 10 Minuten
Portionen: 6

ZUTATEN:

3 Pfund Schweinerippchen
1 Esslöffel Olivenöl
1 Dose Tomatenmark, 28 Unzen
½ Dose heißes Wasser
½ Tasse Essig
6 Esslöffel Worcestershire-Sauce
4 Esslöffel trockener Senf
1 Esslöffel Chilipulver
1 Teelöffel gemahlener Kreuzkümmel

1 Teelöffel Süßstoffpulver Ihrer Wahl
Salz und Pfeffer

BESCHREIBUNG:

Das Olivenöl in einer großen Pfanne erhitzen und die
Rippen anbraten.
Legen Sie sie in den Topf.
In einer kleinen Plastikschüssel den Rest der Zutaten
vermischen, gut verquirlen und über die Rippen
gießen.
8 Stunden auf niedriger Stufe kochen lassen.

Nährwert:
Kalorien: 420 / Fett: 28 g / Protein: 38 g,
Kohlenhydrate: 14 g

Gurken-Avocado-Salat mit Speck

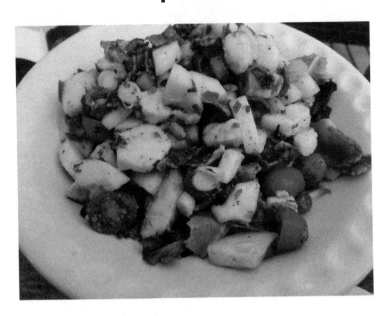

Portionen: 2
Vorbereitungszeit: 10 Minuten

ZUTATEN:

2 Tassen frischer Babyspinat, gehackt
½ englische Gurke, in dünne Scheiben geschnitten
1 kleine Avocado, entkernt und gehackt
1 ½ Esslöffel Olivenöl
1 ½ Esslöffel Zitronensaft
Salz und Pfeffer
2 Scheiben gekochter Speck, gehackt

BESCHREIBUNG:

In einer großen Plastiksalatschüssel Spinat, Gurke und Avocado vermengen.

Mit Olivenöl, Zitronensaft, Pfeffer und Salz bestreuen.

Fügen Sie den gewürfelten Speck hinzu und fahren Sie mit dem Servieren fort.

Nährwerte:
370 Kalorien, 26 g Fett, 8 g Protein, 14 g Kohlenhydrate, 8 g Ballaststoffe, 8 g Nettokohlenhydrate

Speck-Cheeseburger-Suppe

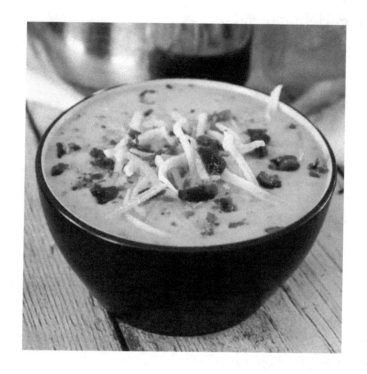

Vorbereitungszeit: 15 Minuten
Portionen: 4

ZUTATEN:

4 Scheiben ungekochter Speck
8 Unzen Rinderhackfleisch
1 mittelgelbe Zwiebel, gehackt
1 Knoblauchzehe, gehackt
3 Tassen Rinderbrühe

2 Esslöffel Tomatenmark
2 Teelöffel Dijon-Senf
Salz und Pfeffer
1 Tasse geriebener Salat
½ Tasse geriebener Cheddar-Käse

BESCHREIBUNG:

Den ganzen Speck in einer beschichteten Pfanne knusprig kochen, dann abtropfen lassen und dünn hacken.
Das Speckfett in die Pfanne geben, das Rindfleisch hinzufügen und anbraten.
Den Topf bei mittlerer Hitze erhitzen, Zwiebel und Knoblauch dazugeben und einige Minuten kochen lassen.
Brühe, Tomatenmark und Senf hinzufügen und mit Salz und Pfeffer würzen.
Fügen Sie Rindfleisch hinzu und kochen Sie es abgedeckt bei mittlerer Hitze 15 Minuten lang.
In Schalen verteilen und mit geriebenem Salat, Cheddar-Käse und Speck belegen.

Nährwert:
310 Kalorien, 23 g Fett, 25 g Protein, 5 g Kohlenhydrate, 1 g Ballaststoffe, 5 g Nettokohlenhydrate

Burger mit Oaxaca, Avocado und Salsa

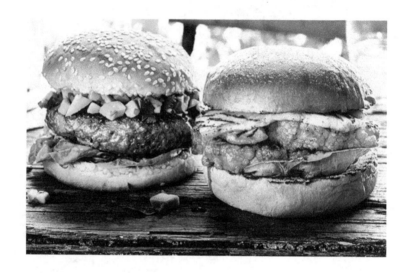

Vorbereitungszeit: 15 Minuten
Portionen: 4

ZUTATEN:

½ Ib. Hackfleisch
1 Teelöffel Salz
1 Teelöffel schwarzer Pfeffer
½ Teelöffel Cayennepfeffer
½ Teelöffel Knoblauchpulver
1 Esslöffel Jalapenopfeffer, gehackt

1 Ei

1 Esslöffel Vollrahmbutter

½ Tasse Oaxaca-Käse

1 Avocado, in Scheiben geschnitten

½ Tasse Tomate, gewürfelt

¼ Tasse rote Zwiebel, gewürfelt

½ Tasse frischer Koriander, gehackt

Salatblätter zum Servieren, optional

BESCHREIBUNG:

Das Rinderhackfleisch in eine Schüssel geben und mit Salz, schwarzem Pfeffer, Cayennepfeffer und Knoblauchpulver würzen.

Fügen Sie den Jalapenopfeffer und das Ei hinzu. Mischen, bis das Ei eingearbeitet ist, dabei darauf achten, dass das Fleisch nicht überhand genommen wird.

Bilden Sie einen Burger und geben Sie die Butter bei mittlerer Hitze in eine Pfanne.

Sobald die Butter geschmolzen ist, legen Sie die Burger in die Pfanne und kochen Sie sie. Löffeln Sie die Butter gelegentlich über die Burger, bis der gewünschte Gargrad erreicht ist.

Den Käse hinzufügen und vom Herd nehmen.

Während die Burger kochen, kombinieren Sie die Tomaten, Zwiebeln und Koriander.

Beiseite legen.

Legen Sie die Burger auf Servierteller oder
Salatblätter, wenn Sie verwenden.
Vor dem Servieren mit Avocado und frischer Salsa
belegen.

Nährwert:
Kalorien: 340 g / Fett: 11,3 g / Protein: 15,8
gKohlenhydrate: 6 g

Schweinekoteletts mit Kreuzkümmel und Knoblauchbutter

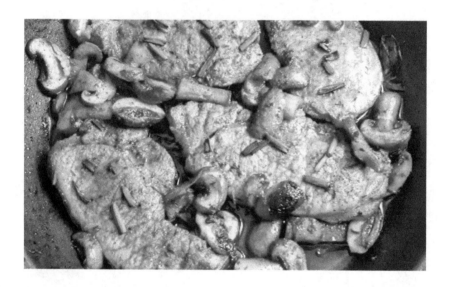

Vorbereitungszeit: 15 Minuten
Portionen: 4

ZUTATEN:

1 Pfund Schweinelendenkoteletts mit dem Knochen
½ Tasse Salsa
3 Esslöffel Butter
5 Esslöffel Limettensaft
½ Teelöffel gemahlener Kreuzkümmel

¾ Teelöffel Knoblauchpulver
¾ Teelöffel Salz
¾ Teelöffel schwarzer Pfeffer

BESCHREIBUNG:

Kombinieren Sie die Gewürze zusammen und würzen
Sie die Schweinekoteletts.
Die drei Esslöffel Butter in einer Pfanne schmelzen
und die Koteletts auf jeder Seite ca. 4 Minuten
bräunen.
Legen Sie die Koteletts in den langsamen Herd und
gießen Sie die Sauce darüber.
Abdecken und 3-4 Stunden bei starker Hitze kochen
lassen.
Auf Teller verteilen und servieren.

Nährwert:
Kalorien: 364 / Fett: 17 g / Protein: 51 g
Kohlenhydrate: 3 g

Huhn mit Oregano und Balsamico-Essig

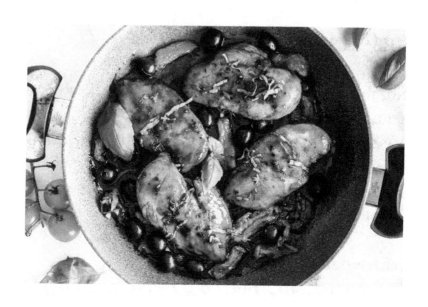

Vorbereitungszeit: 30 Minuten
Portionen: 6

ZUTATEN:

6 Stück Hühnchen ohne Knochen und ohne Haut
2 Dosen Tomatenwürfel
1 große Zwiebel, dünn geschnitten
4 Knoblauchzehen

½ Tasse Balsamico-Essig
1 Esslöffel Olivenöl
1 Esslöffel getrockneter Rosmarin
1 Teelöffel getrocknetes Basilikum
½ Teelöffel Thymian
Salz und Pfeffer.

BESCHREIBUNG:

Kombinieren Sie in einer kleinen Plastikschüssel alle Zutaten außer Hühnchen.
Mischen Sie sie vorsichtig mit einem Holzlöffel.
Legen Sie das hautlose Huhn in den Topf, köcheln Sie etwa zwei Stunden lang und gießen Sie die restlichen Zutaten darüber.

Nährwert:
Kalorien: 190 / Fett: 6 g / Protein: 26 g
Kohlenhydrate: 6 g

Speck, Salat, Tomate, Avocado-Sandwich

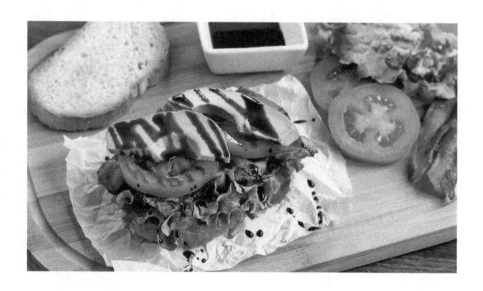

Portionen: 1
Vorbereitungszeit: 30 Minuten

ZUTATEN:

1 großes Ei, getrennt
Prise Weinstein
Prise Salz
1 Unze Frischkäse, erweicht
2 Scheiben ungekochter Speck
¼ Tasse geschnittene Avocado
¼ Tasse geriebener Salat

1 Scheibe Tomate

BESCHREIBUNG:

Das Eiweiß mit der Weinsteincreme und dem Salz vermischen, bis eine schaumige Mischung entsteht. Frischkäse und Eigelb glatt und hellgelb mischen. Fügen Sie das Eiweiß nacheinander hinzu. Den entstandenen Teig in zwei gleichmäßigen Kreisen auf dem Backblech verteilen. 20 Minuten backen, bis sie fest und leicht gebräunt sind. Die Speckscheiben in einer Pfanne knusprig kochen und auf einem Papiertuch abtropfen lassen. Beenden Sie das Sandwich mit Salat und Tomate, Speck, Avocado.

Nährwert:
360 Kalorien, 33 g Fett, 18 g Protein, 5 g Kohlenhydrate, 5 g Ballaststoffe

Gebratene Lachskuchen

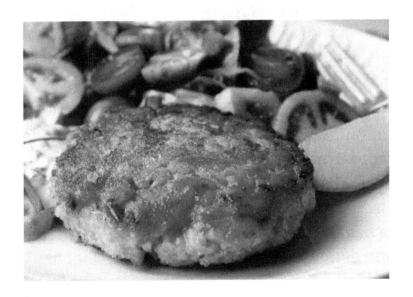

Portionen: 4
Vorbereitungszeit: 15 Minuten

ZUTATEN:

1 Esslöffel Butter
1 Tasse gewürfelter Blumenkohl
Salz und Pfeffer
8 Unzen Lachsfilet ohne Knochen
¼ Tasse Mandelmehl
2 Esslöffel Kokosmehl
1 großes Ei
2 Esslöffel gehackte rote Zwiebel

1 Esslöffel frisch gehackte Petersilie
2 Esslöffel Kokosöl

BESCHREIBUNG:

Die Butter in einer Pfanne bei starker Hitze
schmelzen und dann den Blumenkohl einige Minuten
kochen, bis er mit Salz und Pfeffer weich gewürzt ist.
Den Blumenkohl in einer Schüssel kochen und die
Pfanne erneut erhitzen.
Den Lachs dazugeben und mit Salz und Pfeffer
würzen.
Kochen Sie den Lachs einige Minuten, entfernen Sie
dann den Fisch und schälen Sie ihn in einem
Schüssel.
Mischen Sie den Blumenkohl mit Mandelmehl,
Kokosmehl, Ei, roten Zwiebeln und Petersilie.
4 Pastetchen formen und in Kokosöl braten, bis beide
Seiten goldbraun sind.

Nährwert:
500 Kalorien, 37 g Fett, 30 g Protein, 14 g
Kohlenhydrate, 8 g Ballaststoffe, 6,5 g
Nettokohlenhydrate

ABENDESSEN

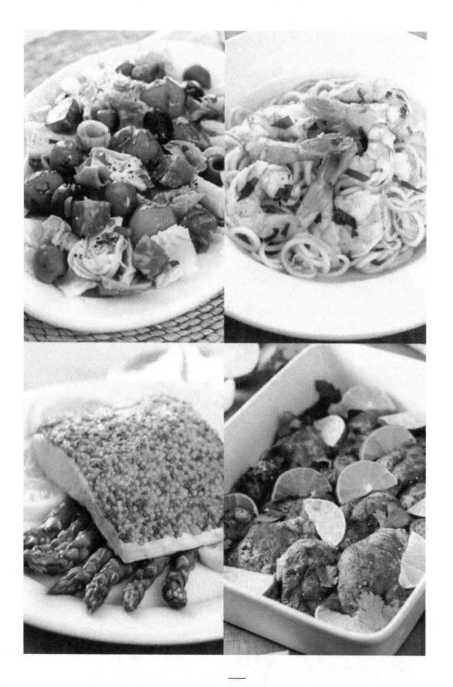

Walnusssalat mit Käse und Speck

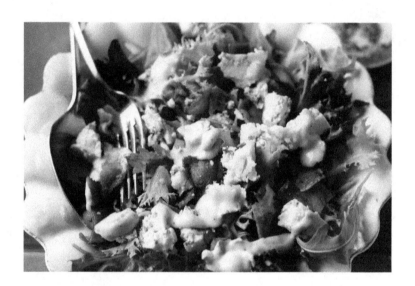

Portionen: 4
Vorbereitungszeit: 20 Minuten

ZUTATEN:

6 Tassen dunkles Salatgrün
¼ Tasse Walnussöl
1 Esslöffel warmes Speckfett
¼ Tasse Apfelessig
1 Esslöffel frischer Estragon

½ Teelöffel Salz
½ Teelöffel schwarzer Pfeffer
¼ Tasse Walnüsse, gehackt
¼ Tasse Speck, gehackt
¼ Tasse Ziegenkäse
1 Esslöffel Granatapfelkerne

BESCHREIBUNG:

In einer Schüssel Walnussöl, Speckfett, Apfelessig, Estragon, Salz und schwarzen Pfeffer vermengen.
Wünschen, bis alles gut vermischt ist.
Den Salat in eine große Plastikschüssel geben und das Dressing darüber gießen.
Zum Überziehen umrühren.
Als nächstes Walnüsse, Speck, Ziegenkäse und Granatapfelkerne hinzufügen.
Mischen und servieren.

Nährwert:
Kalorien: 259 / Fett: 4,9 g / Protein: 5 g
Kohlenhydrate: 3,5 g

Fleischbällchen Crock Pot

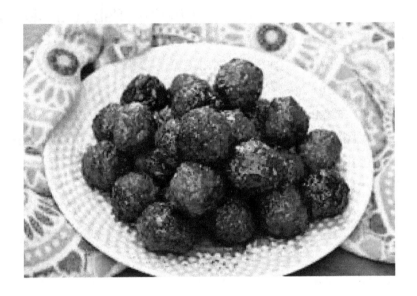

Portionen: 4
Vorbereitungszeit: 50 Minuten

ZUTATEN:

1 gehäufter Esslöffel Tomatenmark
1 Tasse Knochenbrühe
Meersalz und Pfeffer
½ Teelöffel Kreuzkümmel
1 Ib. Hackfleisch
Kleine Handvoll frische Petersilie, gewürfelt
Meersalz
2 Esslöffel Butter oder Ghee
½ großer Kopf ein Blumenkohl

BESCHREIBUNG:

Das Fleisch zusammen mit Pfeffer, Salz, Paprika und Kreuzkümmel in eine Schüssel geben.

Gut mischen, um zu mischen.

Machen Sie das Fleisch zu 1-Zoll-Frikadellen und legen Sie die Bällchen auf den Boden eines Crockpot.

Dann mischen Sie die Paste und die Brühe in einer Schüssel und gießen Sie über die Fleischbällchen.

Stellen Sie den Crockpot hoch und kochen Sie ihn ca. 1 Stunde lang.

Sobald die Fleischbällchen durchgegart sind, hacken Sie den Blumenkohl in Röschen und dämpfen Sie sie, bis sie gut gekocht sind.

Jetzt das Wasser wegwerfen und in Salz, Butter und Pfeffer geben.

Mischen Sie die Mischung, bis sie glatt ist.

Den Blumenkohlbrei in einen Servierteller geben, mit Fleischbällchen und ausreichend Sauce belegen.

Mit Petersilie garnieren und genießen.

Nährwert:
Kalorien: 403 / Fett: 17 g / Protein: 45 g
Kohlenhydrate: 2 g

Sriracha Limettenflankensteak

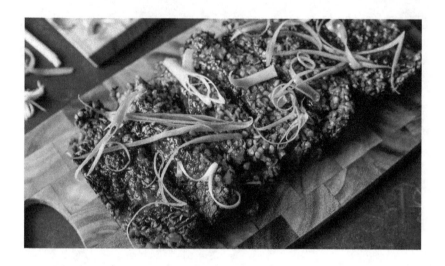

Portionen: 4
Vorbereitungszeit: 15 Minuten

ZUTATEN:

16 Unzen Flankensteak
Lamelle
Pfeffer
Sriracha Limettensauce
1 Limette
2 Esslöffel Sriracha
2 Esslöffel Olivenöl
1 Teelöffel

BESCHREIBUNG:

Würzen Sie das Steak mit Salz und Pfeffer - backen Sie es auf jeder Seite 7 Minuten lang für mittel-selten. Wenn Sie es vorziehen, dass Ihr Steak gut gemacht ist, lassen Sie es 1 Minute länger kochen.
Das Steak abdecken und einige Minuten stehen lassen. In der Zwischenzeit eine Mischung herstellen, dann frische Limette in eine Schüssel drücken und mit Sriracha, Essig, Salz und Pfeffer mischen. Während Sie diese verquirlen, gießen Sie langsam Olivenöl ein, um eine Emulsion zu erhalten, und verdicken Sie die Sauce.
Das Steak in dünne Scheiben schneiden und mit Sauce und einer Beilage Ihrer Wahl wie geröstetem Spargel servieren.

Nährwert:
Kalorien: 510 / Fett: 30 g / Protein: 40 g
Nettokohlenhydrat: 5,5 g

Hühnchen Cordon Bleu mit Blumenkohl

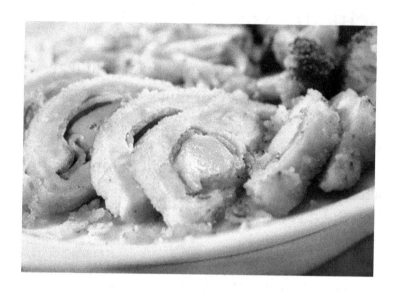

Portionen: 8
Vorbereitungszeit: 40 Minuten

ZUTATEN:

6 Hähnchenbrusthälften ohne Knochen (ca. 12 Unzen)
6 Scheiben Feinkostschinken
5 Scheiben Schweizer Käse
2 große Eier, gut verquirlt
2 Unzen Schwarten
¼ Tasse Mandelmehl
¼ Tasse geriebener Parmesan

½ Teelöffel Knoblauchpulver
Salz und Pfeffer
2 Tassen Blumenkohlröschen

BESCHREIBUNG:

Heizen Sie den Ofen auf 370 ° F vor und legen Sie ein Backblech mit Pergamentpapier aus.
Die Hähnchenbrusthälften zwischen die Zettel klemmen.
Die Stücke positionieren und mit Schinken und geschnittenem Käse belegen.
Rollen Sie das Huhn um die Füllung und tauchen Sie es in geschlagenes Ei.
Kombinieren Sie die Schweineschwarte, Mandelmehl, Parmesan, Knoblauchpulver, Salz und
Pfeffer in einen Mixer geben und zerbröckeln.
Die Hähnchenrollen (Brusthälften) in die Schweineschwartenmischung rollen und auf das Backblech legen.
Den Blumenkohl mit der geschmolzenen Butter anbraten und auf das Backblech geben.
45 Minuten backen, bis das Huhn durchgekocht ist.

Nährwert:
410 Kalorien, 22 g Fett, 40 g Protein, 8 g Kohlenhydrate, 2,5 g Ballaststoffe, 4,5 g Nettokohlenhydrate

Gegrillter Lachs und Zucchini mit Mangosauce

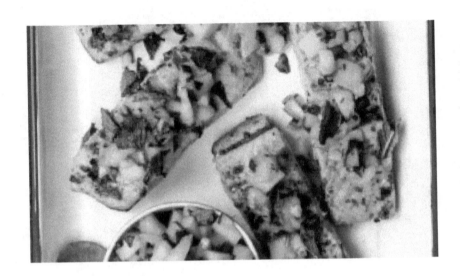

Portionen: 4
Vorbereitungszeit: 10 Minuten

ZUTATEN:

4 (6 Unzen) knochenlose Lachsfilets
1 Esslöffel Olivenöl
Salz und Pfeffer
1 große Zucchini, in Münzen geschnitten
2 Esslöffel frischer Zitronensaft
½ Tasse gehackte Mango

¼ Tasse frisch gehackter Koriander
1 Teelöffel Zitronenschale
½ Tasse Kokosmilch in Dosen

BESCHREIBUNG:

Erhitzen Sie einen Grill bei starker Hitze und sprühen Sie ihn mit Kochspray ein.
Lachs mit Olivenöl bestreichen und großzügig mit Salz und Pfeffer würzen.
Zucchini mit Zitronensaft marinieren und mit Salz und Pfeffer würzen.
Die Lachsfilets und die Zucchini auf den Grill legen und ca. 5 Minuten kochen lassen, wenden und noch einige Minuten kochen lassen.
Mischen Sie die restlichen Zutaten, bis eine Sauce erhalten wird.
Die Lachsfilets mit Mangosalsa und Zucchini dazu servieren.

Nährwert:
300 Kalorien, 22 g Fett, 38 g Protein, 8 g Kohlenhydrate, 2 g Ballaststoffe, 6 g Nettokohlenhydrate

Hühnerherzen Stroganoff

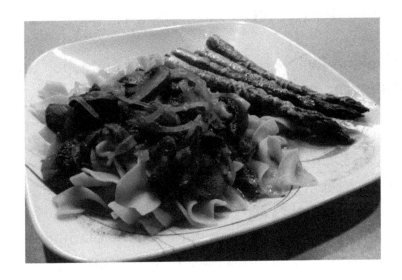

Portionen: 4
 Vorbereitungszeit: 20 Minuten

ZUTATEN:

7 Esslöffel vollfetter griechischer Joghurt

2 Esslöffel Sahne oder Kokosmilch

½ Tasse Hühnerbrühe

¼ Esslöffel Cayennepfeffer

¼ Esslöffel Paprika

½ Teelöffel Salz

½ Esslöffel Dijon-Senf

2 Knoblauchzehen, gehackt

1 Ib. Hühnerherzen, in Drittel geschnitten

½ Ib. 8 Unzen ganze Pilze, in Scheiben geschnitten
½ Zwiebel, dünn geschnitten

BESCHREIBUNG:

Pilze und Zwiebeln in den Slow Cooker geben und mit
Hühnerherzen belegen.
Das Fleisch sollte die Seiten nicht berühren.
Fügen Sie Arten, Knoblauch und Senf hinzu und
gießen Sie dann Hühnerbrühe hinein.
Decken Sie den Topf ab und kochen Sie ihn 2
Stunden lang bei schwacher Hitze.
Dann die Hitze abstellen, 5 Minuten abkühlen lassen
und dann Joghurt und Sahne einrühren.
Vor dem Servieren ca. 8 Minuten abkühlen lassen.
Bei Bedarf können Sie auch andere Arten von
Verdickungsmitteln wie Sauerrahm oder Crème
Fraiche verwenden.
Mit gedünstetem Gemüse servieren.

Nährwert:
Kalorien: 240 g / Fett: 3 g / Protein: 38,7 g
Nettokohlenhydrate: 9,7 g

Butterhuhn

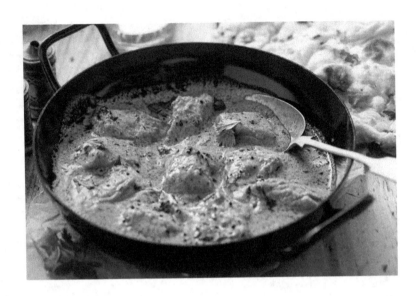

Portionen: 4
Vorbereitungszeit: 20 Minuten

ZUTATEN:

4 Esslöffel ungesalzene Butter
2 Zwiebeln, gewürfelt
2 Pfund Hähnchenbrust ohne Knochen und ohne
Haut
Ein 2-Zoll-Stück Ingwer, in 1/2-Zoll-Stücke
geschnitten
4 Knoblauchzehen
½ Tasse Mandelscheiben
1 Tasse Naturjoghurt

2 Teelöffel Graham Spice
1 Teelöffel Salz
1 Dose Tomatenwürfel, abgetropft
¼ Tasse Sahne

BESCHREIBUNG:

Schneiden Sie die Hähnchenbrust in 1-Zoll-Stücke.
In einem Topf die Butter schmelzen und die Zwiebeln
hinzufügen.
Die Zwiebel 4-5 Minuten kochen lassen.
Kombinieren Sie in einem Mixer Ingwer, Knoblauch,
Mandeln, Joghurt, Graham-Gewürz und Salz.
Mischen Sie es, bis die Mischung glatt wird.
Und die Tomaten an die Küchenmaschine geben und
ein- oder zweimal pulsieren, um sie mit der Mischung
zu kombinieren.
Stellen Sie das Huhn auf den Boden des Slow Cookers
und gießen Sie die Tomatenmischung darüber.
Über Reis servieren

Nährwert:
Nettokohlenhydrat 6 g / Fett 18 g / Protein:
30 g Kohlenhydrate: 20 g

Hausgemachtes Schweinefleisch Verde

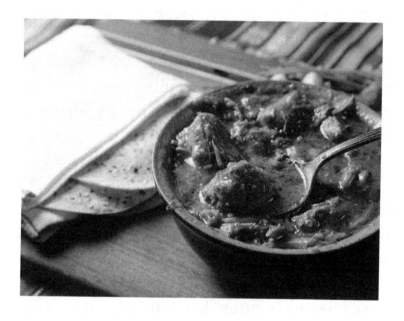

Portionen: 10
Vorbereitungszeit: 20 Minuten

ZUTATEN:

3 lbs. von Tomaten
1 Stck. Knoblauch, gehackt
2 lbs. von Schweinekoteletts, gewürfelt
1 große Zwiebel, in Scheiben geschnitten
1 großer Jalapeno

BESCHREIBUNG:

Beginnen Sie die Zubereitung, indem Sie die Zwiebeln vierteln und die Jalapenos halbieren. Die Tomaten häuten und halbieren.
Braten Sie die Tomaten im Ofen.
Um Ihr Gemüse zu braten, stellen Sie Ihren Ofen auf Grill und legen Sie die Tomaten in den Ofen, bis ihre Spitzen halbschwarz werden.
Aus dem Ofen nehmen und mischen, bis eine soßenartige Mischung entsteht.
Die Sauce und das gewürfelte Schweinefleisch in den Instant-Topf geben und 6 Minuten lang manuell kochen.
Wenn der Schnellkochtopf ertönt, lassen Sie den Druck etwa 10 Minuten lang ab.
Öffnen Sie das Ventil und lassen Sie den restlichen Dampf ab.
Mit einer Schüssel servieren

Nährwert:
Kalorien: 192 / Fett: 8 g / Protein: 24 g
Nettokohlenhydrat: 1,5 g

Schokoladen-Hühnchen-Maulwurf

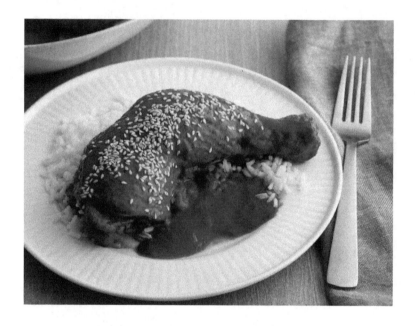

Portionen: 4
Vorbereitungszeit: 20 Minuten

ZUTATEN:

¼ Teelöffel Chilipulver
¼ Teelöffel Zimtkraft, gemahlen
½ Teelöffel Kreuzkümmelpulver

½ Teelöffel Meersalz

25 oz. 35,4 g dunkle Schokolade 70% oder mehr

2 Esslöffel cremige Mandelbutter

2 ½ getrocknete New Mexico Chilischoten rehydriert und gehackt

3-4 ganze Tomaten geschält, entkernt und gehackt

2 Knoblauchzehen zerkleinert oder gehackt

½ mittelgroße Zwiebel gehackt

1 Esslöffel Ghee

Meersalz

BESCHREIBUNG:

1 Ib. Hühnchenstücke Knochen in Brüsten und Beinen, ohne Haut Koriander Avocado und Jalapeno, gehackt.

Das Huhn mit Salz und Pfeffer würzen und beiseite stellen.

Stellen Sie eine Pfanne bei mittlerer Hitze auf eine Pfanne und fügen Sie dann Ghee hinzu.

Nach dem Schmelzen das Huhn hinzufügen und auf beiden Seiten bräunen.

Wenn das Huhn groß ist, können Sie es in Chargen tun.

Übertragen Sie nun das Huhn in einen Crockpot.

Dann die Zwiebel mit dem Huhn in die Pfanne geben und goldbraun anbraten.

Fügen Sie Knoblauch hinzu und braten Sie ihn ungefähr eine Minute lang an.

Anschließend Knoblauch und Zwiebel zusammen mit Gewürzen, Salz, dunkler Schokolade, Mandelbutter, Chilischoten und Tomaten in den Crockpot geben. Kochen, bis das Huhn zart ist.

Nährwert:
Kalorien: 180 / Fett: 9 g / Protein: 30 g,
Nettokohlenhydrat: 2 g

Gebratenes Huhn mit Rosmarin

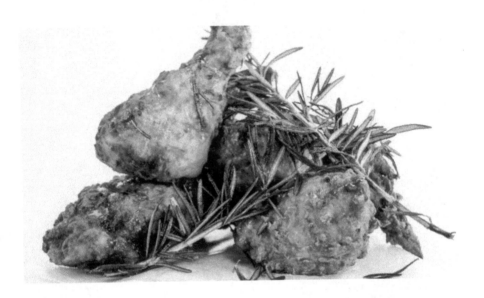

Portionen: 6
Vorbereitungszeit: 30 Minuten

ZUTATEN:

1/8 Tasse Buttermilch
1 Esslöffel Dijon-Senf
2 4-Unzen-Hühnerbrust
1/6 Tasse Vollkornpanko
1/6 Tasse fein gehackte trocken geröstete
Cashewnüsse
3/8 Teelöffel gehackter frischer Rosmarin

1/8 Teelöffel koscheres Salz
1/8 Teelöffel frisch gemahlener schwarzer Pfeffer
1/8 Teelöffel gemahlener roter Pfeffer
Butterkochspray
2 Teelöffel Honig

BESCHREIBUNG:

Backofen auf 425 Grad vorheizen.
Buttermilch und Senf in einer kleinen Schüssel
vermischen und gut mischen.
Fügen Sie Huhn der Mischung hinzu, um zu
beschichten.
Bei mittlerer Hitze einen kleinen Topf erhitzen.
kochen Sie das Huhn für 3 Minuten oder bis sie
gebräunt sind.
Kombinieren Sie Cashewnüsse und die restlichen
Zutaten in einer Schüssel und bestreichen Sie das
Huhn mit Buttermilchmischung.
Legen Sie den Panko in eine flache Schüssel; Das
Huhn gut mit Vollkornpanko bestreichen.
Legen Sie das Huhn in eine Backform mit
Aluminiumfolie.
Back das Huhn bei 425 F für 25 Minuten oder bis es
fertig ist.
Hähnchen mit Honig bestreichen.
Servieren und genießen!

Nährwert:

Kalorien: 248 g / Fett: 8,7 g / Protein: 27,4 g
Nettokohlenhydrat: 15,1 g

SMOOTHIE UND DESSERTS

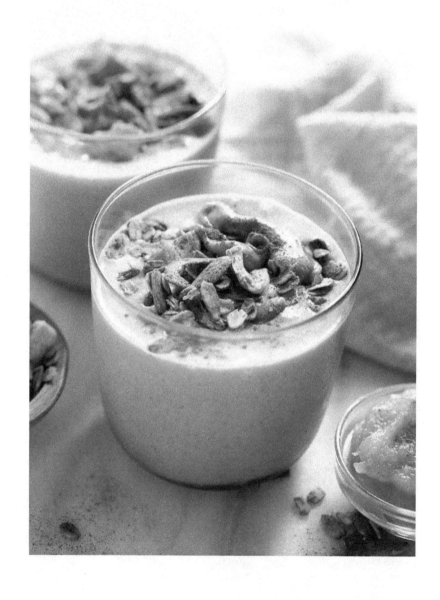

Schokolade-Avocado-Pudding

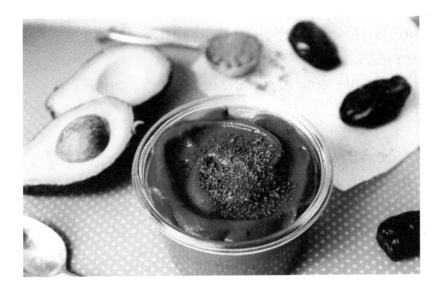

Portionen: 6
Vorbereitungszeit: 10 Minuten

ZUTATEN:

2 mittelgroße Avocados, entkernt und gehackt
½ Tasse Sahne
2 Esslöffel ungesüßtes Kakaopulver
2 bis 3 Esslöffel Erythritpulver
1 Esslöffel Mandelmehl
1 Teelöffel Vanilleextrakt

BESCHREIBUNG:

Kombinieren Sie die Zutaten in einem Mixer und Hülsenfrucht.
Mit hoher Geschwindigkeit glatt rühren, dann in Tassen geben.
Kühlen Sie bis dick und kalt, dann servieren Sie.

Nährwert:
270 Kalorien, 26 g Fett, 3 g Protein, 10 g Kohlenhydrate, 8 g Ballaststoffe, 3 g Netzkohlenhydrate

Schokoladen-Kokos-Trüffel

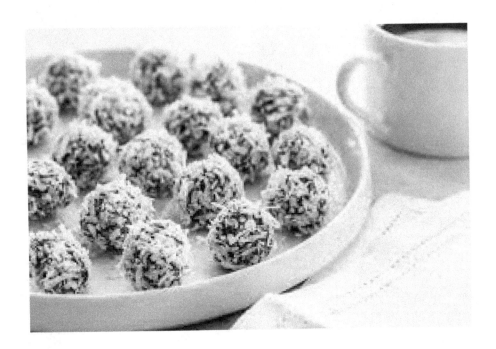

Portionen: 12
Vorbereitungszeit: 15 Minuten

ZUTATEN:

1 Tasse Kokosnussbutter
6 Esslöffel ungesüßtes Kakaopulver
2 Esslöffel ungesüßte Kokosraspeln
2 Esslöffel Instantkaffeepulver
Flüssiger Stevia-Extrakt nach Geschmack
2 Esslöffel Kokosöl, geschmolzen

BESCHREIBUNG:

Die Kokosnussbutter in einem Wasserbad schmelzen lassen und vorsichtig umrühren, bis sie glatt ist.
Fügen Sie den Rest der Zutaten hinżu: Kakaopulver, Kokosnuss, Kaffeepulver und Stevia.
Die Tassen einer Eiswürfelschale mit geschmolzenem Kokosöl bestreichen oder einfetten.
Gießen Sie die Schokoladen-Kokos-Mischung in das Tablett und tupfen Sie sie trocken.
Etwa 3 Stunden oder länger oder bis es fest ist einfrieren, dann vor dem Servieren 15 Minuten auftauen lassen.

Nährwert:
280 Kalorien, 25 g Fett, 3 g Protein, 11 g Kohlenhydrate, 8 g Ballaststoffe, 3 g Nettokohlenhydrate

Blackberry Cheesecake Smoothie

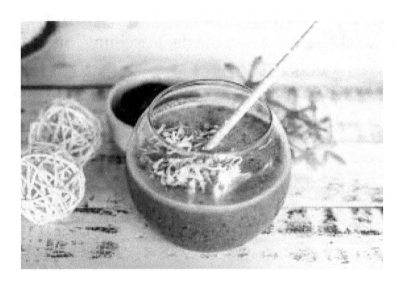

Portionen: 1
Vorbereitungszeit: 15 Minuten

ZUTATEN:

Natives Kokosöl extra - 1 EL.
Frische / gefrorene Brombeeren
5 Tasse Wasser
5 Tasse Kokosmilch
schwere Schlagsahne - 25 Tasse
Vollfetter Frischkäse oder Rahmkokosmilch - 25
Tasse
Zuckerfreie Vanilleextrakte 5 TL.

Flüssiges Stevia - falls gewünscht 3-5 Tropfen.

BESCHREIBUNG:

Werfen Sie alle Befestigungen in Ihren Mixer.
Als nächstes pulsieren Sie die Mischung, bis sie glatt und schaumig ist.
Fügen Sie ein paar Eiswürfel hinzu und genießen Sie es in einem gekühlten Glas.

Nährwert:
6 g Netto-Kohlenhydrate, 6,4 g Proteine / 53 g Fett 515 Cal.

Zimtschneckenmousse

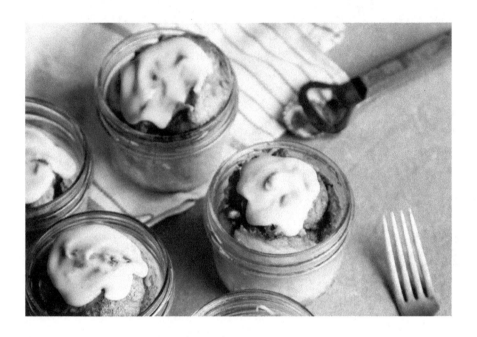

Portionen: 4
Vorbereitungszeit: 15 Minuten

ZUTATEN:

5 Tasse schwere Schlagsahne
4,2 Unzen. Geschmeidiger Vollfett-Frischkäse
25 Tasse Powdered Swerve oder Erythritol
2 EL Mandelbutter
1 EL. Zimt
5 TL zuckerfreier Vanilleextrakt

Zutaten für den Nieselregen

Kokosnussbutter - 2 EL.
Ausweichen oder Erythrit - 1 EL.
Natives Kokosöl - 1 TL.
Ebenfalls benötigt: 4 Einmachgläser

BESCHREIBUNG:

Die Sahne und den Frischkäse glatt rühren.
Den Rest des Fixiermittels nach Geschmack
einrühren.
Kombinieren Sie in einem anderen Behälter die
Nieselregenkomponenten und stellen Sie sie in die
Mikrowelle.
Erwärmen Sie es in Intervallen von 10 Sekunden, bis
es sirupartig ist.
Die Maus in die Gläser geben und mit dem Sirup
beträufeln.
Mit etwas Zimt bestäuben und genießen!
Es ist gut für bis zu fünf Tage im Kühlschrank.

Nährwert:
5 g Netto-Kohlenhydrate / 29 g Fett / 4 g
Proteine 291 Cal.

Keto Chia Pudding

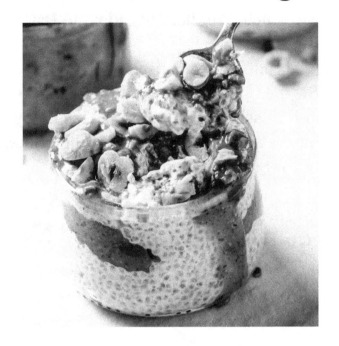

Portionen: 4
Vorbereitungszeit: 15 Minuten

ZUTATEN:

1 Ganze reife Avocado
25 Tasse Chia-Samen
2 Mittlere Daten
1 Tasse Mandel- oder Kokosmilch
5 TL Vanilleextrakt

BESCHREIBUNG:

Gießen Sie Milch, Vanille, Avocado und Datteln in einen Mixer.
Mischen, bis alles gut vermischt ist.
Leeren Sie die Chiasamen und decken Sie sie über Nacht im Kühlschrank ab, wenn Sie ins Bett gehen.
Sie können es auch zwei bis vier Stunden ruhen lassen, bevor Sie es servieren.

Nährwert:
13 g Netto-Kohlenhydrate / 6 g Proteine / 26 g Fett 278 Cal.

Schokoladenbonbons

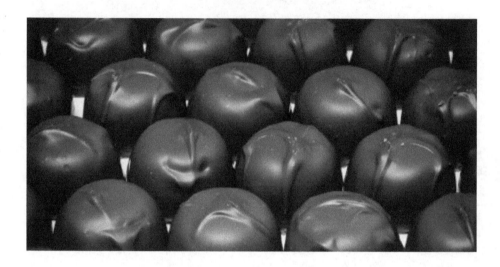

Portionen: 4
Vorbereitungszeit: 10 Minuten

ZUTATEN:

5 EL Butter
3 EL Kokosöl
2 EL zuckerfreier Himbeersirup
2 EL Kakaopulver

BESCHREIBUNG:

Mischen Sie die gesamte Menge der Zutaten in einer
Pfanne.

Leeren Sie die Bomben in sechs Formen oder Muffinformen.
Stellen Sie die vorbereitete Dose mindestens zwei Stunden lang in den Gefrierschrank.

Nährwert:
0 g Netto-Kohlenhydrate / 1 g Proteine / 10 g Fett, 100 Cal.

Kokosnuss-
Erdnussbutterbällchen

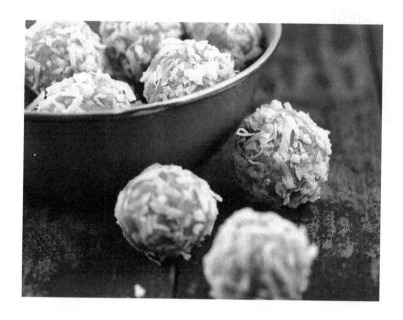

Portionen: 15
Vorbereitungszeit: 10 Minuten

ZUTATEN:

3 EL cremige Erdnussbutter
2,5 TL Erythritpulver
3 EL ungesüßtes Kakaopulver
2 TL Mandelmehl
2 TL ungesüßte Kokosflocken

BESCHREIBUNG:

Kombinieren Sie die Erdnussbutter, Erythrit, Kakao und Mehl.
Eine Stunde in den Gefrierschrank stellen.
Einen kleinen Löffel der Buttermischung herauslöffeln. In die Flocken rollen, bis sie bedeckt sind.
Über Nacht im Kühlschrank lagern, um die besten Ergebnisse zu erzielen.

Nährwert:
0,92 g Nettokohlenhydrate, 0,98 g Proteine, 3,19 g Fett 35,1 Cal.

Erdbeerkäsekuchen

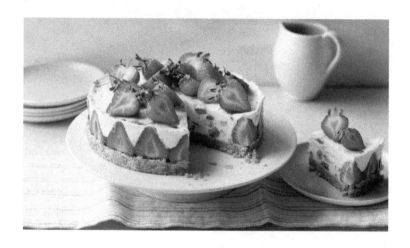

Portionen: 4
Vorbereitungszeit: 10 Minuten

ZUTATEN:

Zutaten für die Kruste

5 Tasse Mandelmehl
3 EL geschmolzene Butter / Kokosöl
Zuckerersatz
25 Tasse oder Ahornsirup

Zutaten für die Füllung:

3 EL Zuckerersatz

8 Erdbeeren
8 Unzen Frischkäse
33 Tasse saure Sahne
5 TL reiner Vanilleextrakt

Zutaten für die Garnierung

4/8 Erdbeeren
Frische Minzblätter

BESCHREIBUNG:

Kombinieren Sie die Krustenbefestigungen in einer
Rührschüssel. Gut mischen und in vier kleine
Auflaufförmchen teilen. Drücken Sie vorsichtig mit
den Fingern.
Bereiten Sie die Füllung in einer Küchenmaschine
vor.
Pulsieren, bis es cremig glatt ist.
Teilen Sie es über die Kruste eines jeden und kühlen
Sie es für eine Stunde oder bis es fest ist.
Auf Wunsch mit einer anderen Beere garnieren und
servieren. Fügen Sie die Kohlenhydrate für
zusätzliche Garnierungen hinzu.

Nährwert:
9 g Netto-Kohlenhydrate 8 g Proteine / 47 g
Fett / 489 Cal.

Mit Schokolade überzogene Mandeln

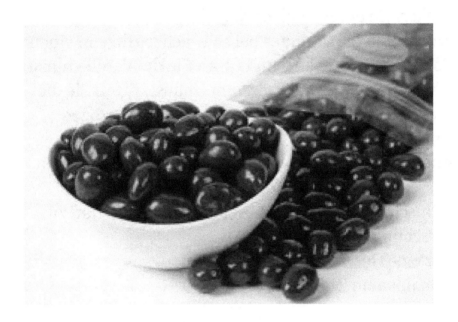

Portionen: 4
Vorbereitungszeit: 30 Minuten

ZUTATEN:

75 Tasse ungesüßte dunkle Schokoladen-Backchips
1,5 Tassen ganze rohe Mandeln
1 TL reiner Vanilleextrakt
1 Prise Meersalz

BESCHREIBUNG:

Schneiden Sie ein Stück Pergamentpapier ab und decken Sie ein Backblech ab.

Werfen Sie die Pommes bei schwacher Hitze in einen Topf. Rühren Sie sich und fügen Sie die Vanille hinzu. Wenn die Schokolade geschmolzen ist, fügen Sie die Mandeln hinzu und rühren Sie, bis sie überzogen sind.

Auf die Backform legen und mit dem Salz bestäuben. Lassen Sie es mindestens 30 Minuten im Kühlschrank, bevor Sie bereit sind, Ihre Portion zu verschlingen.

Für eine Geschmacksänderung mit etwas gemahlenem Zimt bestreuen.

Nährwert:
5 g Netto-Kohlenhydrate / 5 g Proteine / 15 g Fett / 180 Cal.

Zimtbecher Kuchen

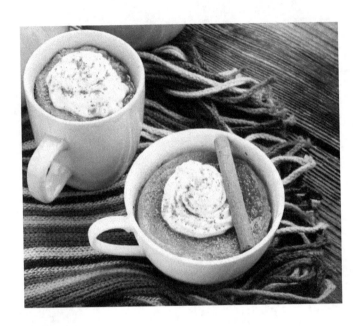

Portionen: 4
Vorbereitungszeit: 10 Minuten

ZUTATEN:

1 Tasse Mandelmehl
2 Esslöffel pulverisiertes Erythrit
1 Teelöffel Backpulver
1 Teelöffel gemahlener Zimt
Prise Salz
2 großes Ei
2 Esslöffel Wasser

2 Esslöffel Kokosöl
1 Teelöffel Vanilleextrakt

BESCHREIBUNG:

Mischen Sie Mandelmehl, Erythrit, Backpulver, Zimt und Salz.
Ei, Kokosöl, Vanille und Wasser in einer separaten Schüssel verquirlen.
Mischen Sie die erste und zweite Mischung zusammen und gießen Sie sie in eine Teetasse.
In der Mikrowelle bei hoher Geschwindigkeit ca. 1 Minute kochen lassen. Warm servieren.

Nährwert:
350 Kalorien, 30 g Fett, 13,5 g Protein, 8 g Kohlenhydrate, 4 g Ballaststoffe, 4,5 g Nettokohlenhydrate

Mandelliebhaber Smoothie

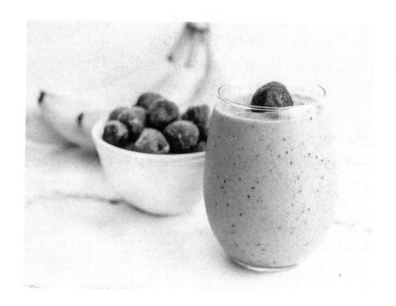

Portionen: 4
Vorbereitungszeit: 10 Minuten

ZUTATEN:

1 Mittlere Banane
1 Tasse Mandelmilch
33 Tasse fettfreier griechischer Joghurt
33 Tasse gekochter Hafer
2 EL Mandelbutter
5 Mandeln

BESCHREIBUNG:

Messen Sie alle Befestigungen in der Tasse Ihres Nutri Bullet oder Ihrer bevorzugten Hochgeschwindigkeitsmaschine.
Gießen Sie die Milch bis zur Max-Fill-Linie.
Mischen, bis es glatt und cremig ist.

Nährwert:
0 g Netto-Kohlenhydrate / 12 g Proteine / 23 g Fett / 511 Cal.

Grüner Traum Keto Smoothie

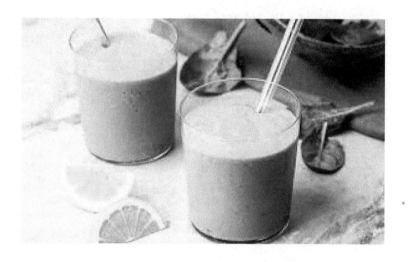

Vorbereitungszeit: 10 MIN
Portionen: 4

ZUTATEN:

1 Tasse rohe Gurke, geschält und in Scheiben
geschnitten
4 Tassen Wasser
1 Tasse Römersalat
1 Tasse Haas Avocado
2 EL frisches Basilikum
Süßstoff Ihrer Wahl optional
Handvoll Walnüsse
2 EL frische Petersilie
1 EL frischer Ingwer gerieben

Eiswürfel optional

BESCHREIBUNG:

Gießen Sie alle Zutaten in einen Mixer oder Mixer und mischen Sie sie langsam, bis sie glatt sind. Eis hinzufügen. Gekühlt servieren.

Nährwert:
Kalorien 50 / Gesamtfette 3,89 g /
Nettokohlenhydrate: 1,07 g Protein 1,1 g /
Ballaststoffe 2,44 g

Grüner Teufel Smoothie

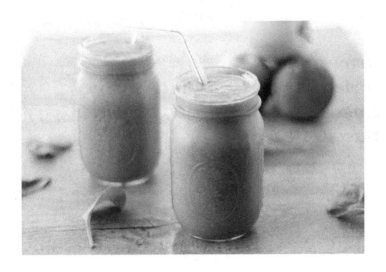

Vorbereitungszeit: 10 MIN
Servieren: 2

ZUTATEN:

3 Tasse Grünkohl, frisch
1/2 Tasse Kokosjoghurt
1/2 Tasse Brokkoli, Röschen
2 Selleriestangen, gehackt
2 Tasse Wasser
1 EL Zitronensaft
Eiswürfel bei Bedarf

BESCHREIBUNG:

Alle Zutaten in einem Mixer oder Küchenmixer glatt und leicht schaumig rühren.

Nährwert:
Kalorien 120 / Gesamtfette 4,98 g /
Nettokohlenhydrate: 1,89 g Protein 4 g /
Ballaststoffe 6 g

Koriander-Ingwer-Smoothie

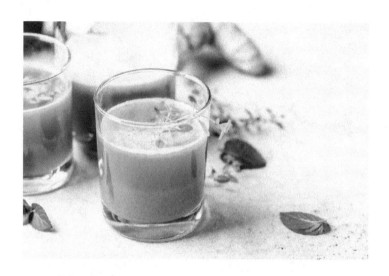

Vorbereitungszeit: 10 MIN
Servieren: 3

ZUTATEN:

1/2 Tasse frischer Koriander gehackt
2-Zoll-Ingwer, frisch
1 Gurke
2 EL Chiasamen
1/2 Tasse Spinat, frisch
1 EL Mandelbutter
Eine Handvoll gemahlene Mandeln
1 Limette oder Zitrone
2 Tassen Wasser

BESCHREIBUNG:

Spinat, Gurke und Wasser glatt rühren.
Fügen Sie die restlichen Früchte hinzu und mischen
Sie erneut.

Nährwert:
Kalorien 102,72 / Gesamtfette 6,92 g /
Nettokohlenhydrate: 13,96 g Protein 71 g /
Faser 6,88 g

Rüben-Gurken-Smoothie

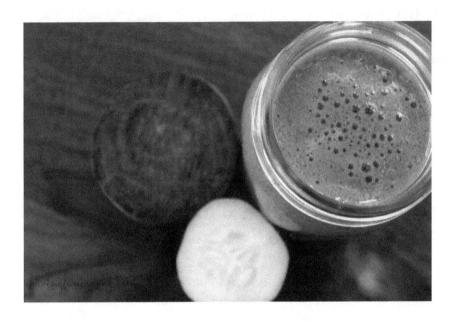

Vorbereitungszeit: 10 MIN
Servieren: 4

ZUTATEN:

1 Tasse Spinatblätter
2 Tassen Gurke geschält, entkernt und gehackt
1/2 Tasse Karotte gehackt
1/2 Tasse frische Rote Beete
3/4 Tasse schwere Schlagsahne
4 TL Süßstoff Ihrer Wahl optional
Handvoll gemahlene Mandeln

1 Tasse Eiswürfel
1 Tasse Wasser

BESCHREIBUNG:

Alle Zutaten in einen Mixer geben.
Puls bis glatt.
Sofort servieren.

Nährwert:
Kalorien 139 / Gesamtfette 12,99 g /
Nettokohlenhydrate: 3,4 g Protein 1,66 g /
Ballaststoffe: 1,44 g

Choco-Cashew-Orangen-Smoothie

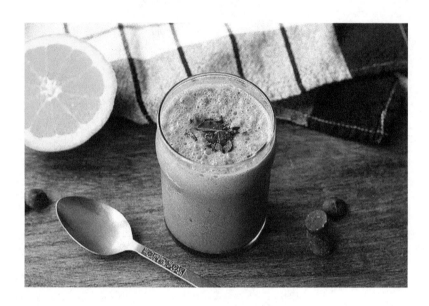

Vorbereitungszeit: 10 MIN
Servieren: 1

ZUTATEN:

1 Tasse Cashewmilch
1 Handvoll Rucola-Blätter
1 EL Schokoladenmolkenproteinpulver
1/8 TL Orangenextrakt
Eiswürfel

BESCHREIBUNG:

Geben Sie alle Zutaten zusammen in Ihren Mixer und mischen Sie sie, bis sie gut vereint und glatt sind. Fügen Sie zusätzliches Eis hinzu und servieren Sie.

Nährwert:
Kalorien 45 / Gesamtfette 1. 05 g /
Nettokohlenhydrate: 7 g
Protein 3g

Der grüne Treibstoff

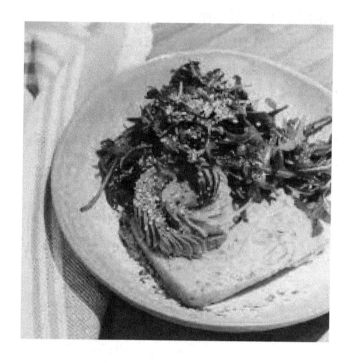

Vorbereitungszeit: 10 MIN
Servieren: 1

ZUTATEN:

1 Tasse Mandelmilch, ungesüßt
1 Tasse Babyspinat
½ reife Avocados
½ EL Stevia
1 Tasse Eis

BESCHREIBUNG:

Alles zusammen mit den Zutaten in einen Mixer geben und glatt rühren.
Sofort servieren und verzehren.

Nährwert:
Kalorien 382 / Gesamtfette 38. 5 g /
Nettokohlenhydrate: 11,5 g Protein 4,1 g /
Ballaststoffe 6,3 g

Erdbeer-Majoram-Smoothie

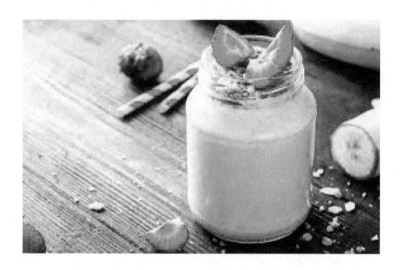

Vorbereitungszeit: 10 MIN
Servieren: 1

ZUTATEN:

1/4 Tasse frische oder gefrorene Erdbeeren
2 frische Majoranblätter
2 EL Sahne
1 Tasse ungesüßte Kokosmilch
1 EL zuckerfreier Vanillesirup
1/2 TL reiner Vanilleextrakt
Eiswürfel

BESCHREIBUNG:

Geben Sie alle Zutaten zusammen in Ihren Mixer und mischen Sie, bis sie glatt sind.
Wenn Sie möchten, können Sie die Eiswürfel hinzufügen.
Dienen.

Nährwert:
Kalorien 292 / Gesamtfette 26. 7 g /
Nettokohlenhydrate: 6 g
Protein 2,8 g / Faser: 0,76 g

Grüner Kokosnuss-Smoothie

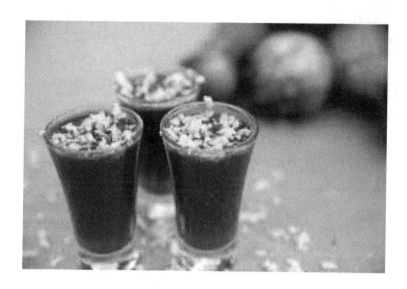

Vorbereitungszeit: 10 MIN
Servieren: 2

ZUTATEN:

1 Tasse Kokosmilch
1 grüner Apfel, entkernt und gehackt
1 Tasse Spinat
1 Gurke
2 EL rasierte Kokosnuss
1/2 Tasse Wasser
Eiswürfel bei Bedarf

BESCHREIBUNG:

Alle Zutaten und das Eis in einen Mixer geben. Puls bis glatt.
Sofort servieren.

Nährwert:
Kalorien 220 / Gesamtfette 16,56 g /
Nettokohlenhydrate: 8,79 g Protein 2,88 g /
Ballaststoffe: 4 g

Schlussfolgerungen

Die ketogene Diät ist nie einfach umzusetzen

genau, aber in diesem Kochbuch habe ich versucht

Vereinfache das Schwierige so weit wie möglich

Vorbereitung, um es Ihnen leichter zu machen ..

Vielen Dank, dass Sie sich für dieses Kochbuch entschieden haben.

und ich freue mich darauf, Sie beim nächsten Mal zu sehen

Buch.

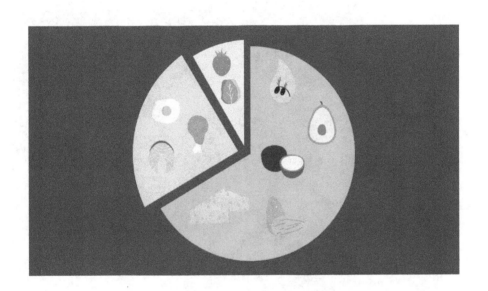

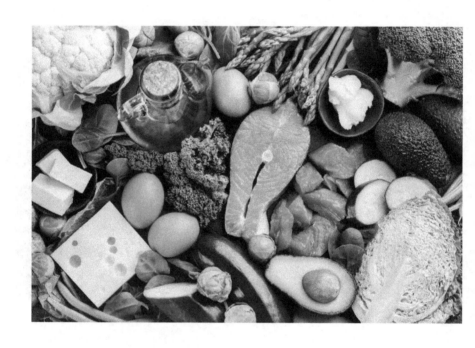

CPSIA information can be obtained
at www.ICGtesting.com
Printed in the USA
BVHW091216130521
607267BV00011B/1255